BEI GRIN MACHT SICH IHR WISSEN BEZAHLT

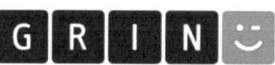

Fürsorgepflicht des Psychiaters oder Selbstbestimmung des Patienten? Zwischen Ethik und Recht

Litza Feld

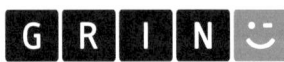

Bibliografische Information der Deutschen Nationalbibliothek:

Die Deutsche Nationalbibliothek verzeichnet diese Publikation in der Deutschen Nationalbibliografie; detaillierte bibliografische Daten sind im Internet über http://dnb.d-nb.de abrufbar.

ISBN: 9783346526601
Dieses Buch ist auch als E-Book erhältlich.

Der Konflikt zwischen Fürsorgepflicht des Psychiaters (Recht auf Gesundheit) und der Selbstbestimmung des Patienten (Recht auf Krankheit bzw. Recht auf freie Entfaltung der Persönlichkeit):

Beschreiben Sie mögliche Konsequenzen für die Versorgung psychiatrischer Patienten

Verfasserin:

Litza Feld

Inhaltsverzeichnis

1. Einleitung

Agieren im besten Sinne für Menschen, die an der Psyche und/oder Sucht erkrankt sind, kann sich im Alltag sehr schwierig gestalten, wenn es darum geht, sie bestmöglich gesundheitlich zu unterstützen (Helmchen, 2020, S. 259). Es gelingt behandelten Ärzten*innen nicht immer ihre Patient*innen vor Gebrechen oder Leid zu bewahren, obwohl sie gesetzlich dazu verpflichtet sind (ebd.). Allerdings sind Patient*innen nicht immer mit den psychiatrischen Maßnahmen einverstanden, besitzen wenig bis überhaupt keine Krankheitseinsicht und/oder lehnen Psychiatrieaufenthalte gänzlich ab (ebd.). Seit 2012 arbeite ich bei Care24 Soziale Dienste gGmbH im Ambulant Betreuten Wohnen und begleite in Vollzeit 10 Menschen, die psychische Erkrankungen und zum Teil auch Doppeldiagnosen im Sinne einer gleichzeitig vorhandenen Suchterkrankung aufweisen. Care24 ist eine Tochtergesellschaft der Aids-Hilfe Düsseldorf, wodurch ein bestimmter Anteil der betreuten Klient*innen auch an einer HIV bzw. AIDS Erkrankung leidet. So ergab sich im Rahmen meiner Tätigkeit eine monatelange Betreuung eines 76 Jahre alten Mannes, welcher durch seine Alkoholproblematik sowie einer sehr ausgeprägten bipolaren Störung praktisch 14-tägig einen Krankenhausaufenthalt herbeiführte, indem er betrunken auf der Straße, im Treppenhaus als auch in seiner Wohnung stürzte. Die fortschreitende, alkoholbedingte Demenz im Sinne eines amnestischen Syndroms führte im häuslichen Wohnumfeld auch dazu, dass er durch Manipulation des Gasanschlusses am Herd einen folgenden Gasaustritt verursachte und somit einen Feuerwehreinsatz auslöste, welcher das ganze Haus in Panik versetzte und an den er sich kurz danach schon nicht mehr erinnern konnte. Die ewigen Klinikaufenthalte stabilisierten seinen physischen und psychischen Zustand relativ schnell, sodass er stets zügig auf eine Entlassung hin drängelte. Ein für 6 Wochen anberaumter stationärer Aufenthalt gegen seinen Willen, der durch die Einschaltung des sozialpsychiatrischen Dienstes der Stadt und eine gerichtliche Entscheidung auf Unterbringung gemäß § 1906 BGB zustande kam, wurde durch die Betreuungsrichterin entgegen der Einschätzung der Ärzte massiv verkürzt. Die Richterin war aufgrund einer starken Fassadenhaltung des Klienten und eines Gespräches über Fußball und Spielergebnisse der Ansicht, einen „rüstigen, voll orientierten Rentner" vor sich zu haben, so dass der weitere Aufenthalt trotz der vorherigen akuten Eigen- und Fremdgefährdungslage auf nur wenige Tage verkürzt wurde. Im häuslichen Umfeld gab er sich dann schnell wieder dem Alkohol hin, aß nicht mehr regelmäßig im Sinne einer starken Unter- und Mangelernährung und stürzte erneut schwer. Einen Umzug in ein

Pflegheim lehnte er vehement ab, sodass das Gericht diese Entscheidung unter der Hinzuziehung eines Verfahrenspflegers für ihn treffen musste. Im Ambulant Betreuten Wohnen kommen solche Erlebnisse recht häufig vor und daher habe ich mich zur Bearbeitung der festgelegten Aufgabe Nummer 6 zu dem Thema *„Der Konflikt zwischen Fürsorgepflicht des Psychiaters (Recht auf Gesundheit) und der Selbstbestimmung des Patienten (Recht auf Krankheit bzw. Recht auf freie Entfaltung der Persönlichkeit): Beschreiben Sie mögliche Konsequenzen für die Versorgung psychiatrischer Patienten"* entschieden. Um mich adäquat diesem Thema widmen zu können, werde ich im Kapitel 2 kurz die Statistik von 2020 bzgl. psychischer Erkrankungen in der Bundesrepublik anreißen. In Kapitel 3 und 4 konzentriere ich mich auf die Begriffsklärungen zu den Punkten „Fürsorgepflicht" sowie „Selbstbestimmung", welche zum Verständnis der Thematik notwendig sind. Um die Fragestellung beantworten zu können, werde ich in Kapitel 5 die Anwendungspraxis und die damit möglichen Problemfelder verdeutlichen, welche die Versorgungsschwierigkeiten bei psychisch kranken Menschen auslösen können. Das Fazit endet mit der Schilderung meiner beruflich bedingten Sichtweise meiner Meinung dazu.

2. Zahlen und Fakten

2.1 Gesamte Bevölkerung

In der Bundesrepublik Deutschland waren im Jahr 2020 etwa 27,8 % der Menschen von einer psychischen Erkrankung beeinträchtigt (DGPPN, 2020, S. 1). Das betrifft ca. gut 17,8 Millionen Menschen (ebd.). Rund 18,9 % davon haben aus diesem Grund den Kontakt zu passenden Anlaufstellen gesucht (ebd.). Erkrankte Menschen mit psychischen Diagnosen haben im Vergleich zur Allgemeinbevölkerung eine deutlich geringere Lebenserwartung (ebd.). Laut Statistik starben 2018 rund 9300 erkrankte Menschen, davon wurden 50 % - 90 % der Selbsttötung auf eine psychische Störung hergeleitet (ebd.).

2.2 Diagnosen

„Zu den häufigsten Erkrankungen zählen Angststörungen (15,4 %), gefolgt von affektiven Störungen (9,8 %, unipolare Depression allein 8,2 %) und Störungen durch Alkohol- oder Medikamentenkonsum (5,7 %)" (DGPPN, 2020, S. 1). Psychische Erkrankungen werden dabei zu den vier wichtigsten Beeinträchtigungen gezählt (ebd.).

2.3 Stationäre Versorgung

Insgesamt standen 2018 deutschlandweit ca. 56.617 Krankenhausbetten in 393 psychiatrischen Fachkliniken zur stationären Behandlung zur Verfügung, davon werden in der Regel rund 800.000 im Jahr benutzt (DGPPN, 2020, S. 2). In der Regel verweilen Patient*innen durchschnittlich 24,2 Tage in einer psychiatrischen Fachklinik (ebd.). Ebenso hat die Bunderepublik Deutschland rund 14.693 tages- und nachtklinische medizinische Behandlungsmöglichkeiten in 411 Einrichtungen mit dem Schwerpunkt „Psychiatrie und Psychotherapie", sowie jährlich ca. 160.000 teilstationäre Plätze (ebd.). „Die häufigsten Behandlungsdiagnosen in psychiatrischen Kliniken und Fachabteilungen sind Störungen durch psychotrope Substanzen (34 %), gefolgt von affektiven Störungen" (ebd.).

2.4 Ambulante Versorgung

Laut Statistik wird deutlich, dass es vierteljährlich ca. 1,5 Millionen Patient*innen von rund 3770 Psychiater*innen und Psychotherapeut*innen ambulant behandelt werden (DGPPN, 2020, S. 2). Erwachsene psychisch erkrankte Menschen konnten 2019 auf ungefähr 28.067 Psychotherapeut*innen zurückgreifen (ebd.). „Die häufigsten Behandlungsdiagnosen für ambulante Richtlinien-Psychotherapie sind neurotische, Belastungs- und somatoforme Störungen (82 %) sowie affektive Störungen (70 %)" (ebd.).

2.5 Unterbringung

„Im Jahr 2016 gab es 56.048 zivilrechtliche Unterbringungen nach dem Betreuungsrecht (§ 1906 Absatz 1 Nummer 1 BGB und § 1906 Absatz 1 Nummer 2 BGB) und 83.418 öffentlich-rechtliche Unterbringungsverfahren nach den Psychisch-Kranken- bzw. Unterbringungsgesetzen der Länder (PsychKG) im Jahr 2015" (DGPPN, 2020, S. 3). 2018 erfolgten 10.171 strafrechtliche Verwahrungen nach § 63 und § 64 StGB (Maßregelvollzug), was deutlich macht, dass seit 1998 die Anzahl auf das Doppelte anstieg (ebd.).

3. Fürsorgepflicht

3.1 Ärztliche Rechte und Pflichten

In der Bundesrepublik Deutschland sind die ärztlichen Rechte und Pflichten im Bürgerlichen Gesetzbuch (BGB) und im Strafgesetzbuch (StGB) fest verankert (Lehmann, 2015, S. 21). Psychiater*innen müssen psychisch kranke Menschen, die Fürsorge

3

benötigen, medizinisch helfen (Helmchen, 2020, S. 259). „Diese psychiatrische Hilfe zielt darauf, im objektiv „besten Interesse" des Patienten zu handeln, also all jenes indizierte, d. h. evidenz- und erfahrungsbasierte Wissen einzusetzen, das das subjektive Leiden und gefährliche Verhaltensstörungen des Patienten bestmöglich mildert oder beseitigt und sein subjektives „Wohlbefinden" fördert" (ebd.). „So erlaubt § 630d Abs. 1 S. 3 BGB (Behandlungsvertrag, Einwilligung in medizinische Maßnahmen) in Notsituationen eine unaufschiebbare Behandlung, sofern sie am Interesse und den mutmaßlichen Optionen der Betroffenen ausgerichtet ist" (Lehmann, 2015, S. 21). Der § 677 BGB beinhaltet, dass die Behandlung bei einem medizinischen Notfall im Interesse der betroffenen Person liegen muss bzw. dem mutmaßlichen oder wirklichen Willen dieser zu entsprechen hat (ebd.). Die unterlassene Hilfeleistung nach § 323c StGB bestimmt, dass ausnahmslos jeder Mensch verpflichtet ist, Hilfe zu leisten, wenn ein anderer Mensch in Not gerät (ebd.). „Ärztinnen und Ärzte, die eine Behandlung übernommen haben, unterliegen einer besonderen Pflicht zur Hilfeleistung, der sogenannten Garantenpflicht" (ebd.). Dies bedeutet, dass die Mediziner*innen sich dafür einsetzen müssen, ihre Patient*innen vor gesundheitlichen Schäden zu bewahren bzw. zu schützen (ebd.). Laut § 13 Abs. 1 StGB wird die sogenannte „Garantenpflicht" (Begehen durch Unterlassen) in dem Gesetz geregelt (ebd.). Die Unterlassung der Hilfeleistung nach § 95 StGB, bestimmt verpflichtend, erforderliche Hilfeleistung zu erbringen, wenn ein Mensch unter Gefahr für Leib und Leben steht (ebd.). Dies gilt nach § 2 StGB insbesondere für Ärzte*innen (ebd.). „Das nationale ZGB – OR bestimmt mit Art. 419 (Geschäftsführung ohne Auftrag), dass Entscheidungen, die für andere zum Beispiel in Notsituationen getroffen werden, an deren Interesse und mutmaßlichen Optionen ausgerichtet sein müssen" (ebd.) (Anmerkung: Deckungsgleich mit § 677 BGB – ZGB damals zu DDR Zeiten nach Recherche). Nach Art. 128 bzgl. Unterlassung der Nothilfe, wird jeder dazu bestimmt, Menschen zu helfen, die sich in Lebensgefahr, z. B. durch ein Unglück, befinden (ebd.). „Für behandelnde Ärztinnen und Ärzte ist die Garantenpflicht durch Art. 11 StGB (Begehen durch Unterlassen) geklärt" (ebd.).

3.2 Selbstbestimmungsunfähigkeit

Die Zwangsmaßnahme einer psychisch erkrankten Person gegen den freien Willen in eine psychiatrische Einrichtung ist nur zu begründen, „wenn das Betragen der Patientin oder dem des Patienten eine schwerwiegende Gefährdung für sich und/oder andere darstellt" (Helmchen, 2020, S. 260). Diese Notlösung, die als „Ultima Ratio" bezeichnet wird, findet Anordnung, wenn eine Selbstbestimmungsunfähigkeit besteht (ebd.). „Ist eine Selbstbestimmungsunfähigkeit nicht zu belegen, dann darf der psychisch kranke Patient nicht gegen seinen Willen behandelt werden" (ebd.). Die Kompetenz des behandelnden Arztes bzw. der behandelnden Ärztin setzt voraus, dass er die Selbstbestimmungsfähigkeit der erkrankten Person ausreichend erfassen kann, um die berufsbedingt besonders gebotene Fürsorgepflicht auszuüben (ebd.). Tritt der Notfall ein, sollte bei der anschließenden Wiederherstellung der Gesundheit bzw. bei ausreichend wiedererlangter psychischer Stabilität mit allen Betroffenen diese Sondersituation abschließend reflektiert werden (ebd.).

4. Selbstbestimmung

4.1 Das Recht auf freie Entfaltung der Persönlichkeit
Psychisch kranke Menschen haben laut UN-Behindertenrechtskonvention (UN-BRK) das Recht, über Entscheidungen bzgl. ihrer Lebensgestaltung selbst zu bestimmen (DGPPN, 2014, S. 1). Dies beinhaltet auch Entscheidungen in Bezug auf medizinische Behandlungen (ebd.). Durch dieses Menschenrecht sollen menschenunwürdige Behandlungen bei psychisch erkrankten Patient*innen verhindert werden (ebd.). Das Recht auf die freie Entfaltung der Persönlichkeit durch Autonomie ist Grundlage für eine positive medizinische Behandlung (ebd.).

> Artikel 2 Grundgesetz:
>
> *(1) Jeder hat das Recht auf die freie Entfaltung seiner Persönlichkeit, soweit er nicht die Rechte anderer verletzt und nicht gegen die verfassungsmäßige Ordnung oder das Sittengesetz verstößt.*
> *(2) Jeder hat das Recht auf Leben und körperliche Unversehrtheit. Die Freiheit der Person ist unverletzlich. In diese Rechte darf nur auf Grund eines Gesetzes eingegriffen werden.*

4.2 Ethik und Recht
Die Fähigkeit, für sich selbst zu bestimmen, wird rechtlich im Bereich der Einverständnisfähigkeit klarer definiert (DGPPN, 2014, S. 2). „Trotz einiger konzeptioneller Überschneidungen darf die Selbstbestimmungsfähigkeit nicht mit den rechtlichen Begriffen der Geschäftsfähigkeit, Testierfähigkeit oder Schuldfähigkeit gleichgesetzt werden, da diese zum Teil andere und höhere Anforderungen an die betroffenen Personen stellen" (ebd.). Das bedeutet u. a., dass Patient*innen, die sich in stationärer

Krankenhausbehandlung befinden, durchaus in der Lage sind, für sich selbst entscheiden zu können, ob sie angebotene Behandlungen zu- oder absagen, auch wenn sie nicht geschäftsfähig sind (ebd.). Das gleiche gilt auch, wenn Patient*innen über eine gesetzliche Betreuung verfügen (ebd.). „Das Konzept der Selbstbestimmungsfähigkeit dient dem Schutz von Personen, die aufgrund des Fehlens bestimmter Fähigkeiten nicht in der Lage sind, Entscheidungen selbstbestimmt zu treffen und deswegen besonders gefährdet sind, hierbei zu ihrem eigenen Nachteil zu handeln, z. B. indem sie medizinische Behandlungen ablehnen, die eine erhebliche Gefahr für Gesundheit oder Leben abwenden können oder medizinischen Behandlungen zustimmen, deren Tragweite sie nicht erkennen können" (ebd.). Um die Selbstbestimmungsfähigkeit zu erfüllen, muss der/die Patient*in in der Lage sein, das Informationsgespräch (Psychiater/Behandelnden) zu verstehen, damit er/sie die Vor- und Nachteile seiner/ihrer Entscheidung abwägen kann (ebd.). Die Patient*innen müssen ihr Urteilsvermögen, das bedeutet den aktuellen Informationsstand mit der gelebten Lebenssituation in Verbindung bringen, gewichten und bewerten können (ebd.). Folgen und Alternativen ihrer Entscheidungen müssen ihnen bewusst sein (ebd.). Die Fähigkeit der Einsicht ist notwendig, um die eigene physische oder psychische Gesundheit, vorhandene Defizite oder Einschränkungen als auch stabilisierende, medizinische Behandlungsangebote zu erkennen, wo sie gehandicapt sind und welche medizinischen Behandlungen eine mögliche Stabilität bieten (ebd.). Damit ist die Krankheits- und Behandlungseinsicht gemeint (ebd.). Zudem müssen die Patient*innen fähig sein, eine Entscheidung zu treffen und sie wörtlich oder per Geste oder Mimik zu kommunizieren (ebd.). Bei einer akuten psychischen Erkrankung können die Funktionen der geistigen und/oder körperlichen Wahrnehmung unterschiedlich schwer eingeschränkt vorhanden sein, und als Konsequenz die Selbstbestimmungsfähigkeit tangieren (DGPPN, 2014, S. 3).

5. Anwendungspraxis

5.1 Schwierigkeiten bzgl. Feststellung der Selbstbestimmung

Die Fähigkeit autonom zu entscheiden, obliegt keiner festen Beständigkeit und kann sich somit individuell hin- und her bewegen (Helmchen, 2020, S. 261). Sie kann durch Gefühle, Intentionen und Personen sowie Religion/Kultur gesteuert werden (ebd.). Aus diesem Grund wird sie in der UN-Behindertenrechtskonvention (UN-BRK) nicht erfasst (ebd.). So kann es dazu führen, dass Faktoren, wie die kulturelle Herkunft oder die emotionale Abhängigkeit von Verwandten oder Bekannten, die Fähigkeit, für sich selbst zu entscheiden, beeinflussen können (ebd.). So ergab sich, dass vorgeschlagene, medizinische Behandlungsmethoden von Patient*innen zunächst ohne Begründung abgelehnt wurden und anschließend, nachdem z. B. ein Verwandter oder eine vergleichbare Bezugsperson der Patient*in kontaktiert wurde und das Gespräch zur Patient*in suchte, doch die Einwilligung gegeben wurde (ebd.). „Es bedarf nicht selten erheblicher Geduld und Einfühlungsvermögen und gelegentlich auch der Einbeziehung des Umfeldes, von solchen nachvollziehbaren Einschränkungen der Selbstbestimmungsfähigkeit jene Einbußen zu unterscheiden, die durch die psychische Störung, also krankheitsbedingt und anhand definierter psychopathologischer Kriterien zu erfassen sind - denn erstere können durch verstehendes Eingehen auf den Patienten vielleicht aufgelöst und damit Zwang vermieden werden" (Helmchen, 2020, S. 262). Allerdings kann es ein Drahtseilakt sein, wenn lebensgefährdende Ereignisse eintreffen und die Überlegung einer Zwangsanwendung im Raum steht (ebd.). Eine weitere Schwierigkeit kann sein, dass z. B. die angebotenen medizinischen Behandlungen nicht richtig verstanden werden, weil der betroffene Mensch einen Migrationshintergrund aufweist und ggf. dadurch bedingt, die deutsche Sprache kaum bis wenig beherrscht (ebd.).

5.2 Zwangsmaßnahmen und Zwangsbehandlungen
Freiheitsentziehende Maßnahmen gegen den Willen des psychisch erkrankten Menschen, können z. B. eine gerichtlich angeordnete Unterbringung in Krankenhäusern bzw. Psychiatrien sein, die im schlimmsten Fall für die betroffene Person Maßnahmen in einer Fixierung oder isolierte Unterbringungen bedeuten können (Schulze-Zeu, o. J., S. 1; DGPPN, 2014, S. 5). Weitere freiheitsentziehende Maßnahmen sind, neben den bereits erwähnten, z. B. sedierende Medikamente oder sonstige Maßnahmen, wenn Kleidung oder Hilfsmittel (Brille oder Rollator) entzogen werden, um so z. B. die Mobilität infolge wiederholter Sturzereignisse einzuschränken (Schulze-Zeu, o. J., S. 1). „In der klinischen Praxis kommt es immer wieder vor, dass sich Patienten selbstbestimmt gegen eine medizinische Behandlung entscheiden, die aus ärztlicher Sicht indiziert und unter Umständen dringend notwendig ist, um schwerwiegende gesundheitliche Schäden zu verhindern" (DGPPN, 2014, S. 5). Kommt es zu solchen Begebenheiten, ist der Psychiater verpflichtet, jegliche Auswirkungen fehlender Behandlung hinzuweisen (ebd.). Lehnt der psychisch kranke Mensch ungeachtet dessen, weiterhin jegliche Behandlungsmöglichkeiten ab, muss dies akzeptiert werden, auch wenn die

ausbleibende Hilfe eine Gefährdung des Lebens darstellt (ebd.). „Zwangsmaßnahmen oder -behandlungen gegen den selbstbestimmten Willen eines Patienten sind ethisch nicht zu rechtfertigen" (ebd.). Medizinische Behandlungen gegen den freien Willen von selbstbestimmungsunfähigen Erkrankten, die durch keine erhebliche Notlage ausreichend begründet sind, sind gleichermaßen nicht erlaubt (ebd.). Diese Problematik stellt Ärzte in Psychiatrien, aber auch in anderen medizinischen Behandlungsbereichen immer wieder vor große Schwierigkeiten, ab wann eine Zwangsmaßnahme oder -behandlung begründet ist (DGPPN, 2014, S. 6). „In der Praxis können diese Abwägungen sehr schwierig sein, so z. B. bei der Frage, wie schwerwiegend und wie wahrscheinlich Konsequenzen der Nichtbehandlung tatsächlich sein müssen, um eine Maßnahme gegen den „natürlichen" Willen, d. h. eine aktuelle ablehnende Willensäußerung des Patienten, durchsetzen zu dürfen" (ebd.).

5.3 Begründung der Zwangsmaßnahme

Bevor es zu einer Zwangsmaßnahme kommt, muss als erstes die Unfähigkeit der Selbstbestimmung geprüft werden, welche genauestens dokumentiert werden muss (Helmchen, 2020, S. 262). Des Weiteren muss die Tragweite der gesundheitlichen Schadenseinwirkung unmissverständlich sein (ebd.). „So ist es schon nicht einfach, die Akuität und Ernsthaftigkeit einer Selbsttötungsabsicht zutreffend zu beurteilen, aber gelegentlich ist es noch schwieriger, die Lebensgefährlichkeit einer körperlichen Vernachlässigung einzuschätzen oder auch, inwieweit das Verhalten des psychisch Kranken, lebensgefährliche Akte anderer Menschen provozieren kann" (ebd.).

5.4 Begründung der Unterlassung einer Zwangsmaßnahme

Eine kritische Betrachtung klärt auf, dass eine psychische Erkrankung im Falle von fremd- und/oder selbstgefährdendem Verhalten bei durchgeführten Zwangsmaßnahmen keinen milderen Verlauf hat (DGPPN, 2014, S. 6). „Die Nichtbehandlung der die Fremdgefährdung bedingenden psychischen Störung bei einem zwangsweise untergebrachten und zum Schutz von Mitpatienten und Krankenhauspersonal mechanisch fixierten Patienten ist unter ethischen Gesichtspunkten nicht vertretbar, da dem Patienten die Chance vorenthalten wird, seinen Krankheitszustand (und damit auch die Fremdgefährdung) schnell zu überwinden" (ebd.). Krankheitsbedingte Fremdgefährdungen sind häufig auch mit erheblichen Gefahren der Selbstschädigung verbunden (ebd.). Eine Zwangsfixierung ohne medikamentöse Therapie kann eine erhöhte Verletzungsgefahr bedeuten und zu zusätzlichen massiven psychischen Belastungen führen (ebd.). „Ohne eine medikamentöse Therapie wird eine mechanische Fixierung in vielen Fällen zudem zeitlich unverhältnismäßig ausgedehnt werden müssen. Aus ethischer Perspektive ist daher sehr fraglich, ob hier mit dem Ziel des erweiterten Schutzes des Patienten nicht de facto eine für den Kranken und alle übrigen Beteiligten inhumanere Situation befördert wird" (ebd.).

6. Prävention/Vertrauensbildung
„Sowohl die Rechtsprechung des Bundesverfassungsgerichts als auch die neuen Regelungen im Betreuungsrecht fordern, dass die behandelnden Ärzte durch vertrauensbildende Maßnahmen ohne Zeitdruck versuchen, von gesprächsfähigen Patienten, die vorgeschlagene medizinische Maßnahmen ablehnen, dennoch eine Zustimmung zu erhalten" (DGPPN, 2014, S. 8). Das Ziel der Vertrauensbildung ist, Zwangsmaßnahmen gänzlich zu vermeiden und wird als ethisch hochgradig bedeutsam betrachtet (ebd.). Allerdings ist noch nicht geklärt, wie im klinischen Kontext die vertrauensbildende Handlung kommuniziert werden könnte (ebd.). Ein Arzt-Patient-Gespräch erfordert mehr als ein reines Informationsgespräch, da viele Betroffene wegen ihrer psychischen Beeinträchtigung hinsichtlich ihrer Einwilligungsfähigkeit oder des Auslebens ihres freien Willens beeinträchtigt sind (ebd.). Diese Schwierigkeiten sollen durch Anleitung, Förderung, Anerkennung und den Aufbau von Vertrauen erzielt werden (ebd.). Beeinflussung, auch in Form von Überzeugungsgesprächen, welche als Missbrauch gelten, soll vermieden werden (ebd.). Es ist hilfreich, genau auf Patient*innen zu schauen, um z. B. aufwühlende Geschehnisse zu verstehen, damit Ärzt*innen oder das Betreuungspersonal beruhigend auf sie einwirken können (ebd.). Eine gute Gesprächsführung kann eine deeskalierende Wirkung haben (ebd.). Thomas Pollmächer (DGPPN-Präsident) sagt, „dass [D]ie Pandemie (…) in den letzten Monaten die Schwächen der Gesundheitsversorgung vor Augen geführt [hat] (Ärzteblatt, 2021, o. A.). Erkrankungen der Psyche haben deutlich zugenommen, auffallend bei Menschen, die aus armen Verhältnissen kommen oder die sich in besonderen Lebenslagen befinden (ebd.). Laut Pollmächer soll mit Bezug auf die Legislaturperiode 2021-2025 die Ausweitung der Lern-Angebote und vorbeugenden Maßnahmen (Früherkennung und Frühbehandlung psychischer Erkrankungen) bis hin zur Stärkung der Patientenrechte ausgebaut werden (ebd.). „Darüber hinaus mahnt die DGPPN eine Weiterentwicklung psychiatrischer Hilfen und eine langfristige Förderung der Erforschung psychischer Erkrankungen in Höhe von fünf Prozent der gesamten öffentlichen

Gesundheitsforschung sowie eine intensivere Anstrengung für die berufliche und soziale Teilhabe von psychisch erkrankten Menschen an" (ebd.).

7. Fazit

„Zusammenfassend ist zu sagen, dass nur in Ausnahmefällen die Anwendung von Zwang bei psychisch kranken Menschen unter streng definierten, ethischen und rechtlichen Voraussetzungen gerechtfertigt ist. Dies sollte allen im psychiatrischen Versorgungssystem tätigen Personen bewusst sein und gegenüber Dritten (z. B. Angehörigen, ärztlichen Kollegen aus anderen Disziplinen, der Polizei) klar und deutlich vertreten werden (DGPPN, 2014, S. 7). Zahlreiche Patient*innen, die wegen einer psychischen Erkrankung zwangseingewiesen werden, können wegen ihrer schlechten gesundheitlichen Verfassung, meist vorübergehend bzw. episodenhaft, keine vernünftige Entscheidung mehr für sich selbst treffen (ebd.). Dies betrifft im Besonderen Personen, die von einer Psychose oder einer schweren Depression, gelegentlich auch mit zusätzlichen psychotischen Symptomen, betroffen sind (ebd.). So müssen sie zunächst zwecks der Abwendung eines erheblichen gesundheitlichen Schadens oder ggf. sogar des eigenen zeitnah möglichen Todes vor sich selbst geschützt werden (ebd.). Nicht jede psychische Erkrankung kann durch eine reguläre (Psycho-)Therapie behoben werden, insbesondere bei einem biochemischen Ungleichgewicht von Botenstoffen (Sonnenmoser, 2010, S. 554). Es ist nachvollziehbar, wenn die Bevölkerung die Ansicht vertritt, dass die Betroffenen nicht bevormundet werden dürfen, aber die Fähigkeit klar zu denken und gesund, d. h. z. B. nach vernünftigen Erwägungen, für sich zu entscheiden, geht leider mit der Erkrankung verloren. Aus meiner beruflichen Erfahrung im Ambulant Betreuten Wohnen (BeWo), habe ich manches Mal erfahren, wie froh Klient*innen mitunter im Nachhinein waren, wenn ihr Leben durch Maßnahmen gegen ihren Willen gerettet oder verlängert wurde, während sie dies innerhalb der Krise nicht erkennen konnten und in der Folge zunächst das BeWo oder ihre gesetzliche Betreuung beenden wollten. Für andere Klient*innen stellten Zwangsmaßnahmen auf der Gegenseite leider auch nachhaltige Traumatisierungen dar, die dann eine nachhaltige Ablehnung sämtlicher psychiatrischer Hilfen bedingten. Aus meiner Sicht hat alles zwei Seiten. Oft leidet nicht nur der psychisch erkrankte Mensch, sondern auch seine Angehörigen und/oder Lebensgefährt*innen. Als Mitarbeiterin des BeWo's überkommt mich in psychischen Krisensituationen mit ernsthafter gesundheitlicher Gefährdung der von mir betreuten Klient*innen immer wieder ein Gefühl der Ohnmacht sowie starke Ambivalenzen bei der Abwägung von Autonomie und dem beruflichen Hilfsauftrag. Auch wenn die rechtliche Verantwortung deutlich geringer als die einer gesetzlichen Betreuung mit entsprechenden Wirkungskreisen (insb. Gesundheitsfürsorge, Aufenthaltsbestimmung im Rahmen der Gesundheitsfürsorge) ist, besteht in der Regel ein hohes moralisches Verantwortungsgefühl, gerade aufgrund des in der Regel stärkeren Vertrauensverhältnisses. Dieses Gefühl der Machtlosigkeit als auch die Intention / der Wunsch, im Sinne der Abwendung akut befürchteter (Lebens-)gefahr, helfen zu wollen, steht den staatlichen Reglementierungen der rechtsstaatlichen Gesetzgebung hinsichtlich der Autonomie und Selbstbestimmung gegenüber. So ergeht es nach meiner Erfahrung infolge diverser beruflicher Rücksprachen mit Kolleg*innen, gesetzlichen Betreuungen, Pflegediensten als auch medizinischen Fachkräften nicht nur mir, sondern häufig dem ganzen Hilfesystem, das sich intensiv um die Patient*innen kümmert.

Literatur

Ärzteblatt (2021): Artikel - Psychische Versorgung: Psychiater werben für politische Priorität. Online verfügbar unter: https://www.aerzteblatt.de/nachrichten/120990: [Zugriff am 20.04.2021]

Bundesministerium der Justiz und für Verbraucherschutz (2021): Grundgesetz für die Bundesrepublik Deutschland – Art. 2. Berlin: Online verfügbar unter: https://www.gesetze-im-internet.de/gg/art_2.html [Zugriff am 18.04.2021]

DGPPN (2014): Deutsche Gesellschaft für Psychiatrie und Psychotherapie, Psychosomatik und Nervenheilkunde e.V., Achtung der Selbstbestimmung und Anwendung von Zwang bei der Behandlung psychisch erkrankter Menschen – Eine ethische Stellungnahme der DGPPN. Der Nervenarzt 11, Berlin: Online verfügbar unter: https://dgppn.de/_Resources/Persistent/fdd86d68c78a92a09295cd02b6a9f0eb6488355f/2014-11-20_DGPPN-Stellungnahme_Ethik.pdf [Zugriff am 18.04.2021]

DGPPN (2020): Deutsche Gesellschaft für Psychiatrie und Psychotherapie, Psychosomatik und Nervenheilkunde e.V., Basisdaten psychische Erkrankungen, Berlin: Online   verfügbar   unter: https://dgppn.de/_Resources/Persistent/a2e357dac62be19b5050a1d89ffd8603cfdb8ef9/20201008_Factsheet.pdf [Zugriff am 17.04.2021]

Helmchen, Hanfried (2020): Klinik für Psychiatrie und Psychotherapie, CBF, Charité – Universitätsmedizin Berlin, Deutschland. Zwangsmaßnahmen in der Psychiatrie: praktische Konsequenzen ethischer Aspekte, Der Nervenarzt 3, (2021) · 92:259–266, Online publiziert: 30. September 2020. Online verfügbar unter: https://link.springer.com/content/pdf/10.1007/s00115-020-00998-7.pdf [Zugriff am 16.04.2021]

Lehmann, Peter (2015): Psychiatrische Zwangsbehandlung, Menschenrechte und UN-Behindertenrechtskonvention Fragen und Antworten anlässlich der Neufassung des Berliner »Gesetz über Hilfen und Schutzmaßnahmen bei psychischen Krankheiten« (PsychKG). Online verfügbar unter: https://www.antipsychiatrieverlag.de/artikel/recht/pdf/lehmann-psychkg.pdf [Zugriff am 15.04.2021]

Schulze-Zeu, RA Dr. Ruth (o. A.) Freiheitsentziehende Maßnahmen unter besonderer Berücksichtigung in Pflegeheimen. Online verfügbar unter: https://www.gesundheitsdienstportal.de/risiko-uebergriff/infoplus/7_3_3b.pdf: [Zugriff am 18.04.2021]

Sonnenmoser, Marion (2010): Therapieresistenz: Ursachenabklärung mit viel Zeit und Geduld, PP 9, Ausgabe, Seite 554. Online verfügbar unter: https://www.aerzteblatt.de/archiv/79599/Therapieresistenz-Ursachenabklaerung-mit-viel-Zeit-und-Geduld: [Zugriff am 26.04.2021]

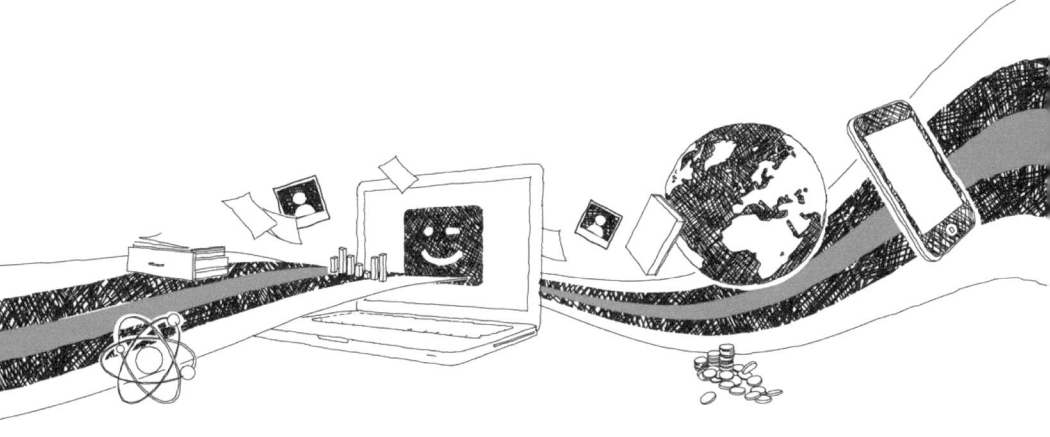
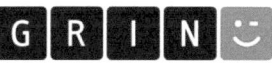